1

Otros libros por
Carmen & Rosemary Martínez Jover

Adquirir en:
www.amazon.com & www.carmenmartinezjover.com

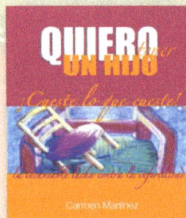

Quiero tener un Hijo,
¡Cueste lo que cueste!*

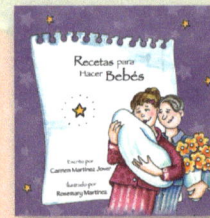

Recetas para hacer
Bebés*

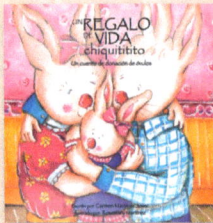

Un regalo de vida
Chiquitítito, un cuento de
donación de óvulos: niñas*

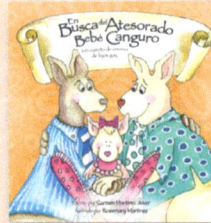

En Busca del Atesorado
Bebé Canguro, un cuento de
paternidad gay*

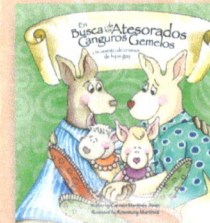

En Busca de los Atesorados
Canguros Gemelos, un cuento de
paternidad gay*

Disponible en:
English, Español, Français, Italiano,
Português, Svenska, Türkiye, Česky, Русский & Nederlands

Dedico este cuento a mi hija Nicole
por enseñarme lo fácil que es
compartir, a lo que yo le tenía
tanto miedo, y por enseñarme a
escuchar a mi corazón.

Carmen

Dedico este libro a mis papás, por
enseñarme que con amor todo es
posible y a Joaquín, el amor de mi
vida, por demostrarme que eso
es cierto.

Rosemary

Texto derechos reservados © 2009 **Carmen Martínez Jover**
www.carmenmartinezjover.com
Ilustraciones derechos reservado © 2009 **Rosemary Martínez Jover**
www.rosemarymartinez.com

ISBN: 978-607-00-5063-3

Un regalo de vida chiquitito, un cuento de donación de óvulos para niños
1ª edición, noviembre 2011

Cuento: Carmen Martínez Jover
Diseño e ilustraciones: Rosemary Martínez
Formación: Víctor Alfonso Nieto

Un agradecimiento a Lone Hummelshoj, www.endometriosis.org, y Sandra de la Garza, www.ami-ac.com.

UN REGALO DE VIDA chiquitítito

Escrito por:
Carmen Martínez Jover

Ilustrado por:
Rosemary Martínez

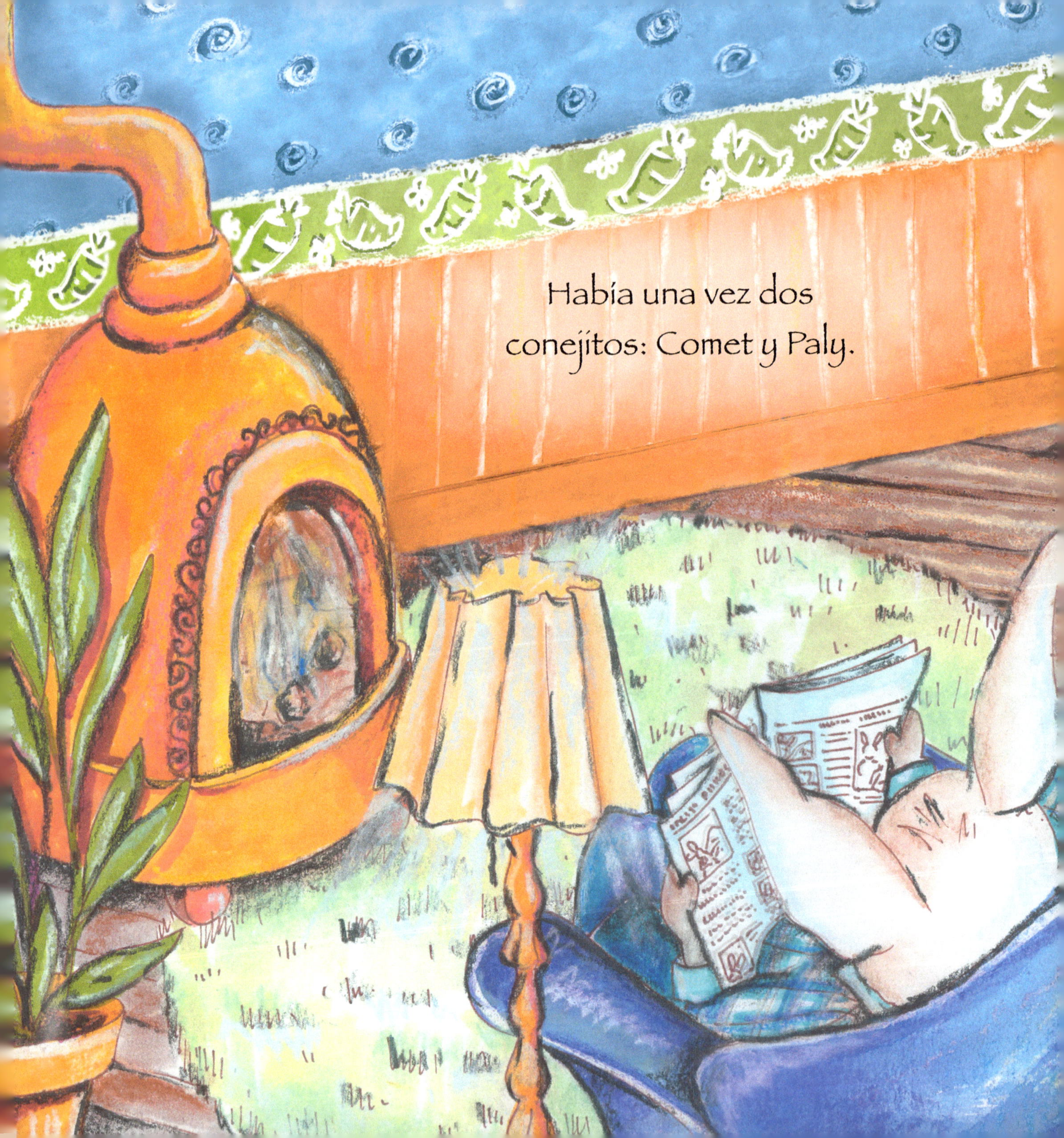

Había una vez dos conejitos: Comet y Paly.

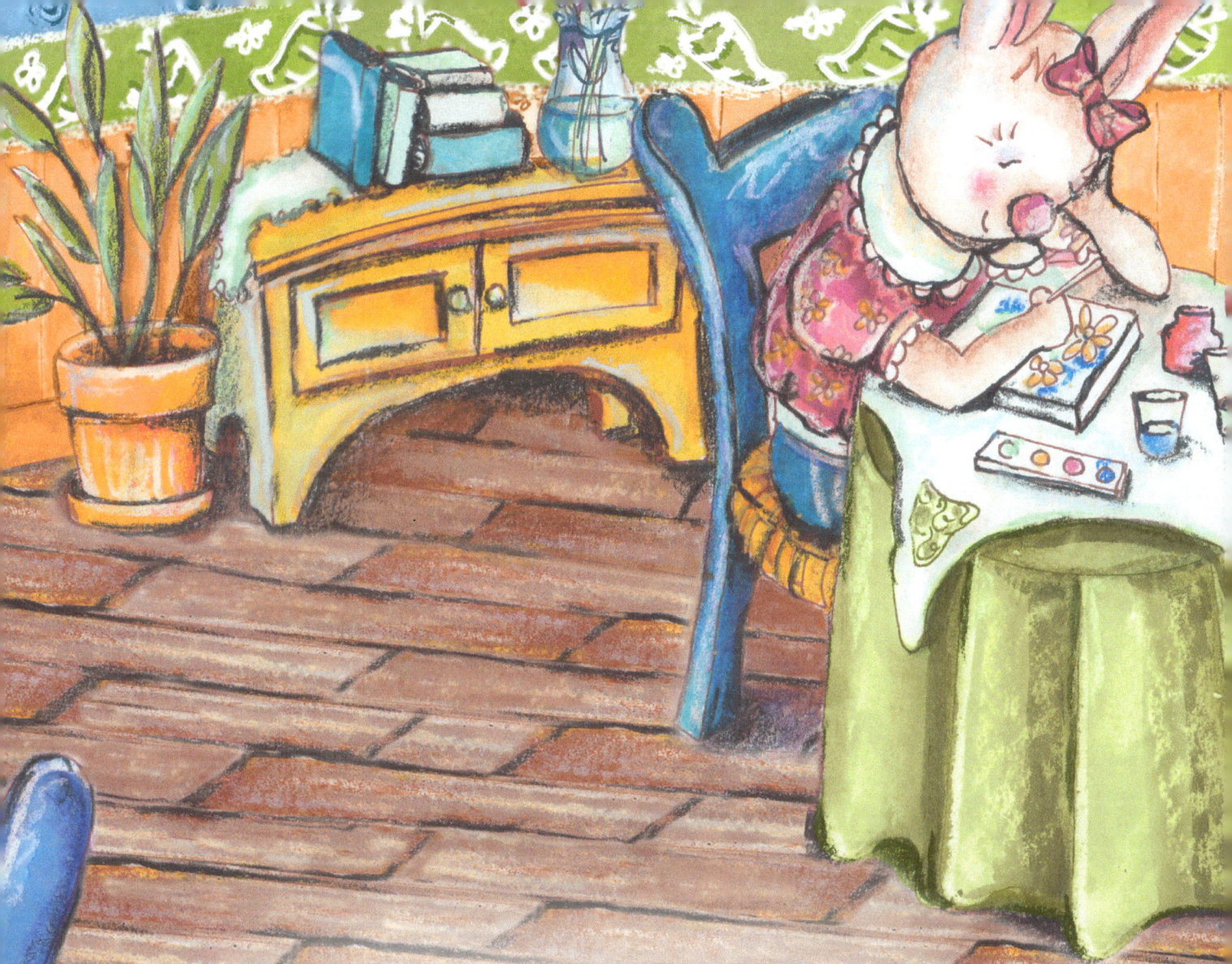

Vivían muy felices en
su hermosa casita.

7

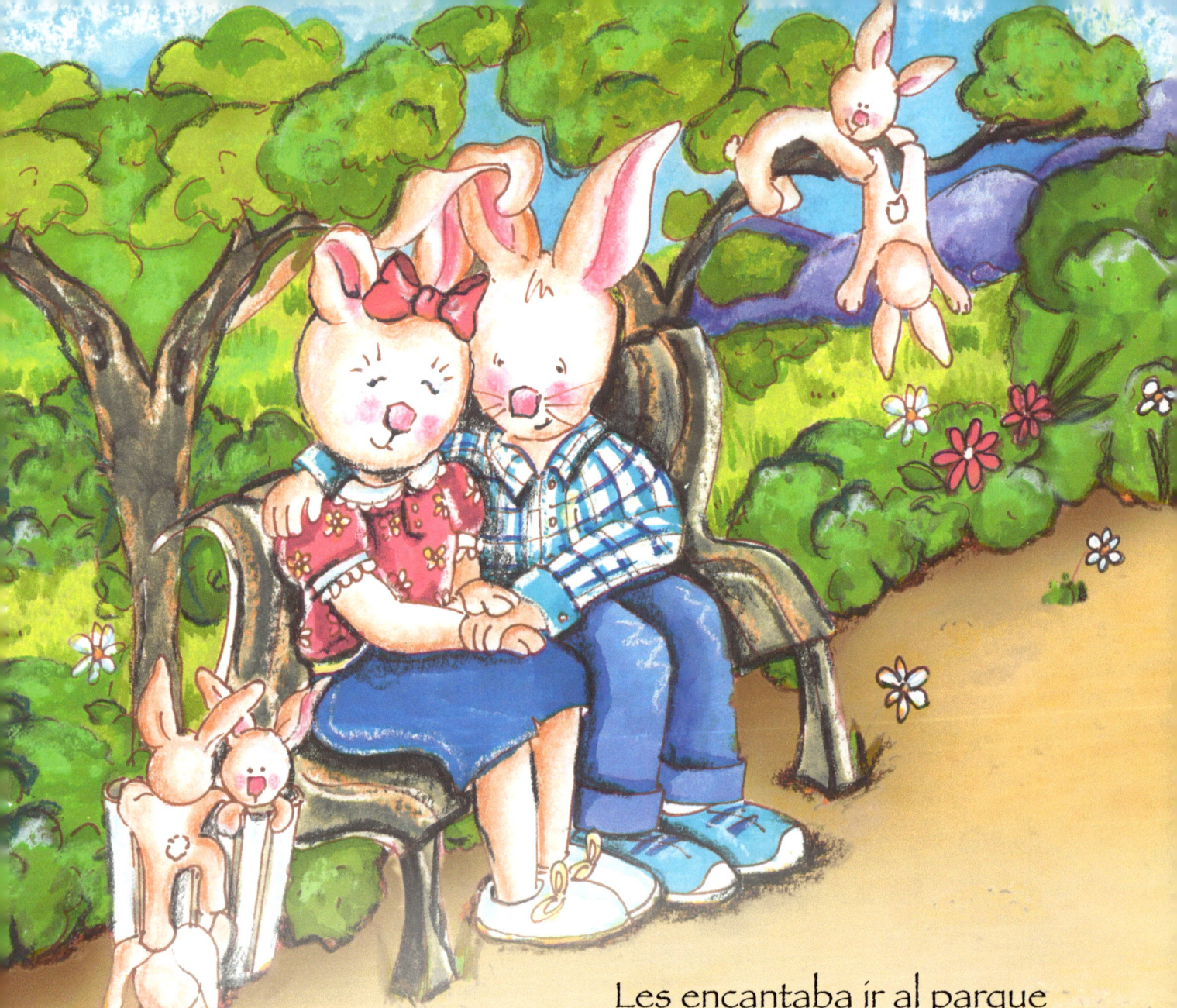

Les encantaba ir al parque
donde siempre veían muchos conejitos
por todos lados, pero ellos no tenían uno.

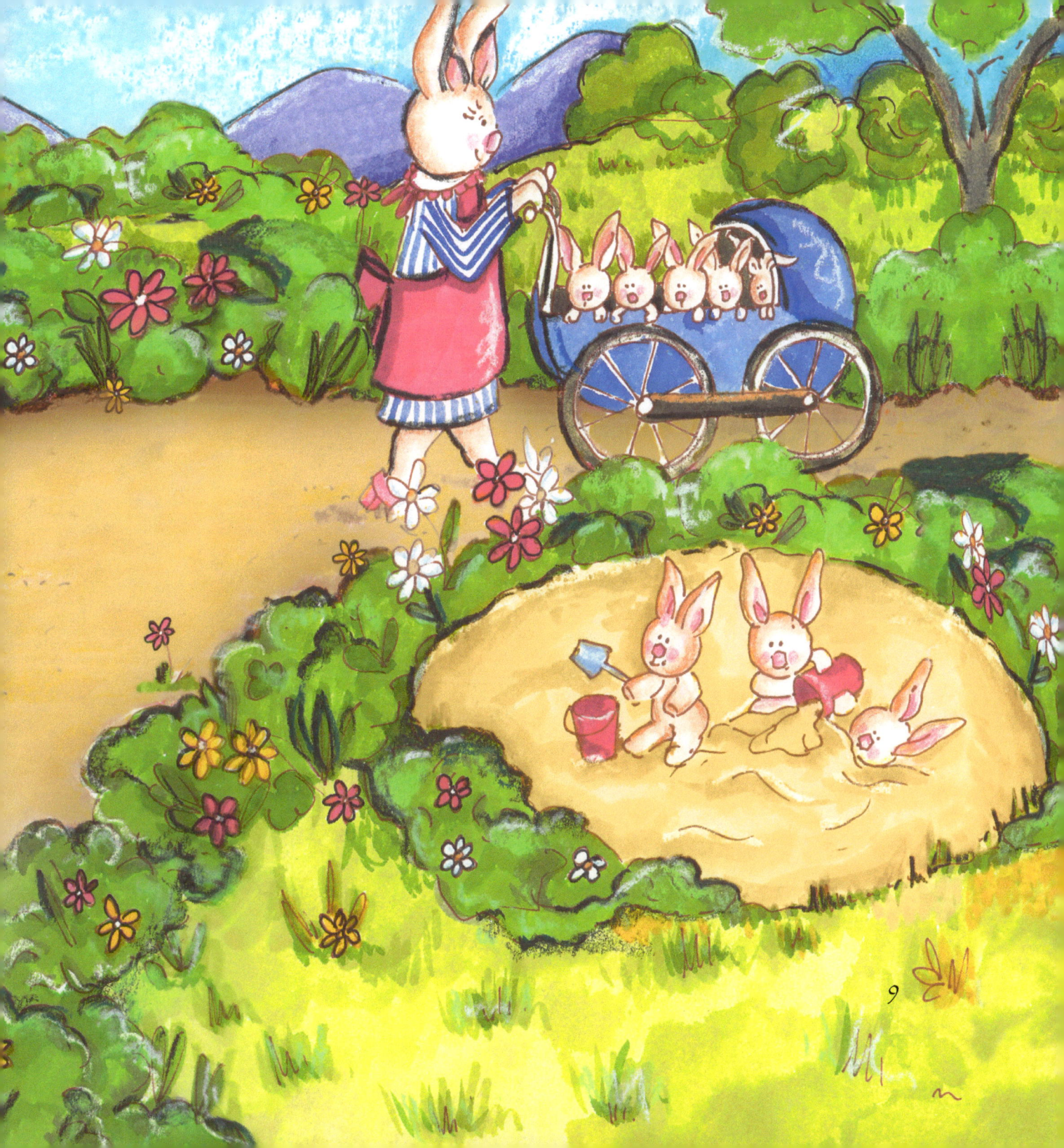

"Me gustaría mucho tener nuestro propio conejito. Tengo muchas ganas de que seamos mamá y papá," dijo Paly.

"Sí, yo también," contestó Comet.

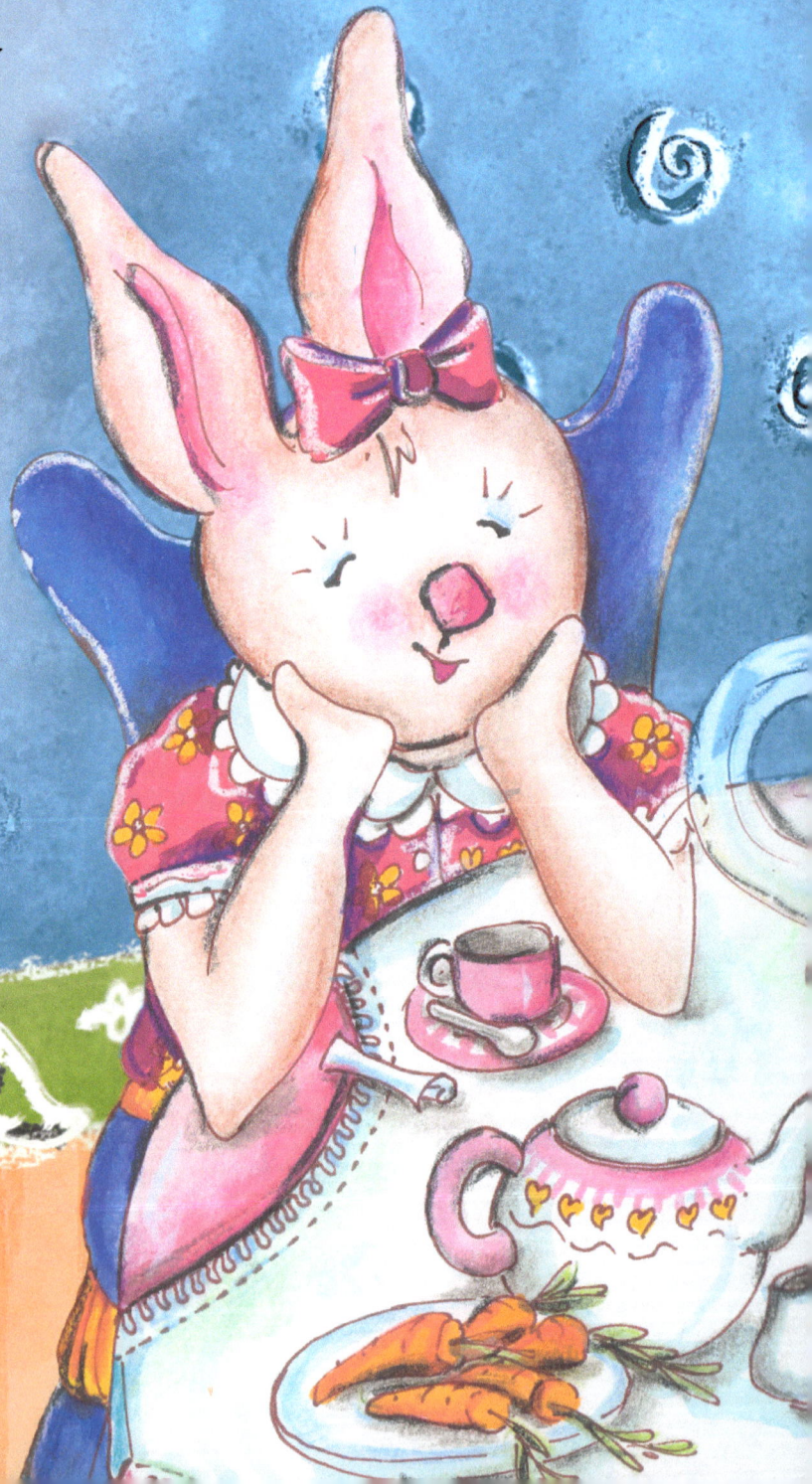

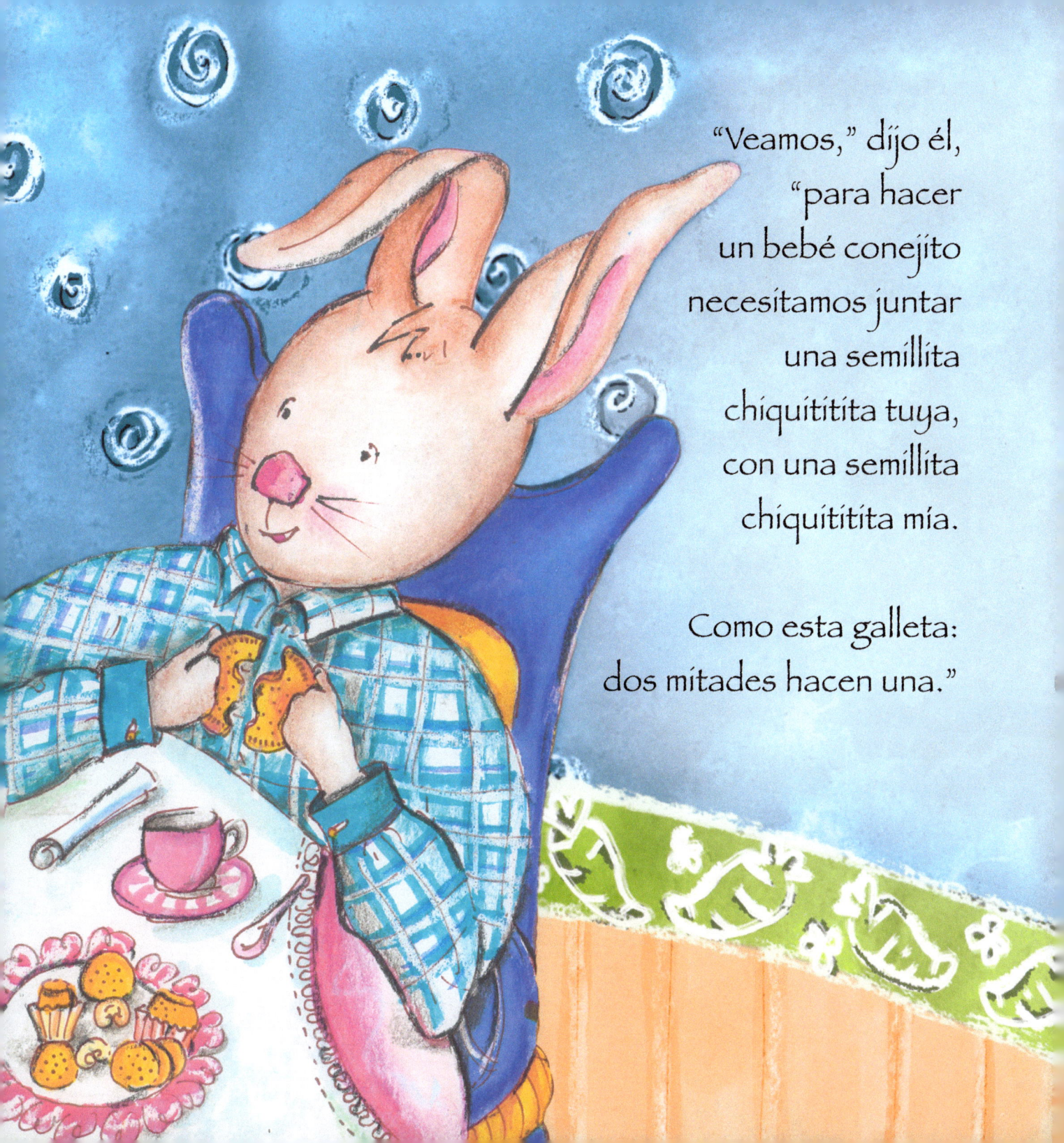

"Veamos," dijo él,
"para hacer
un bebé conejito
necesitamos juntar
una semillita
chiquititita tuya,
con una semillita
chiquititita mía.

Como esta galleta:
dos mitades hacen una."

Pero pasó la primavera...

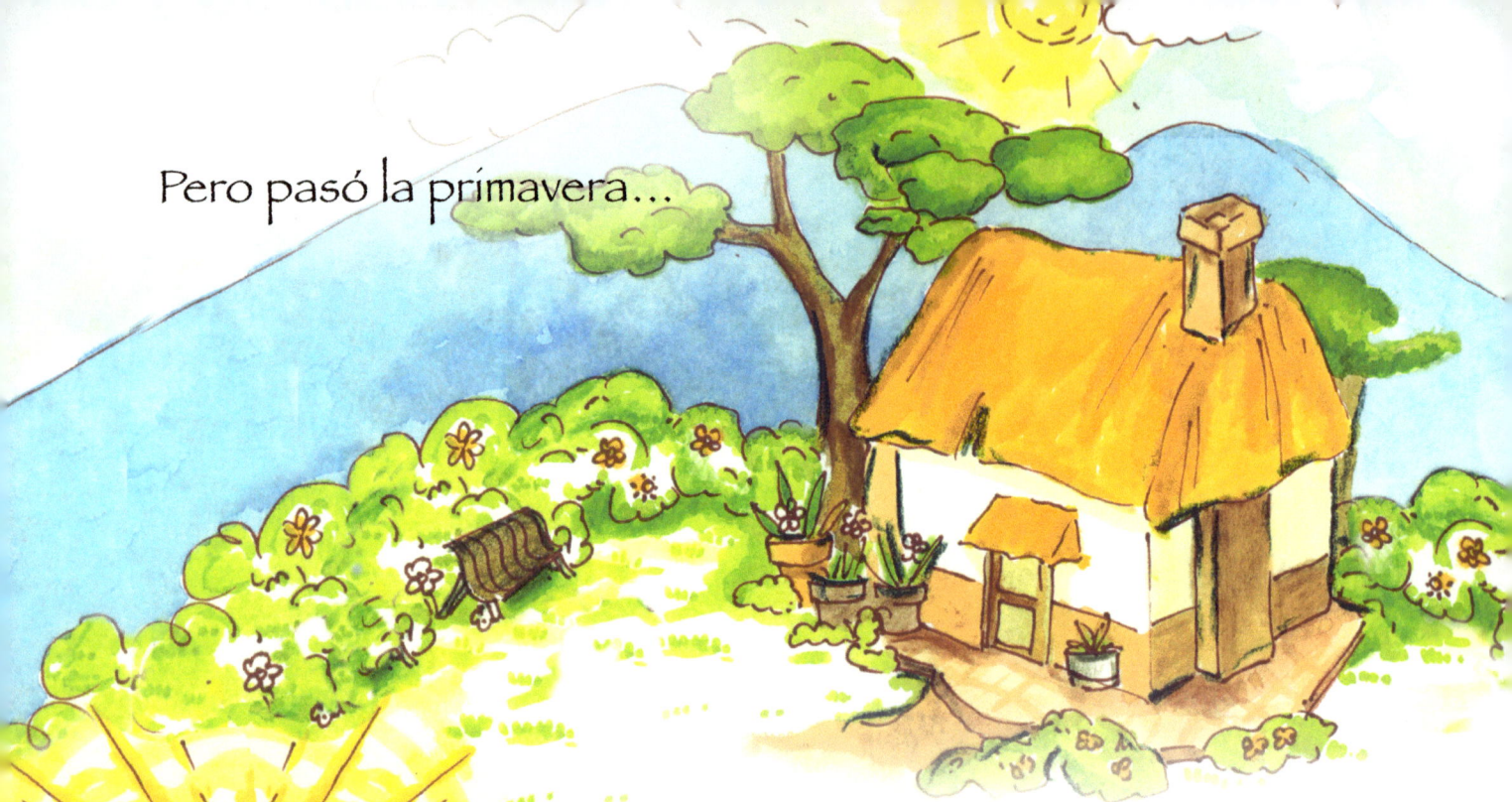

y pasó el verano...

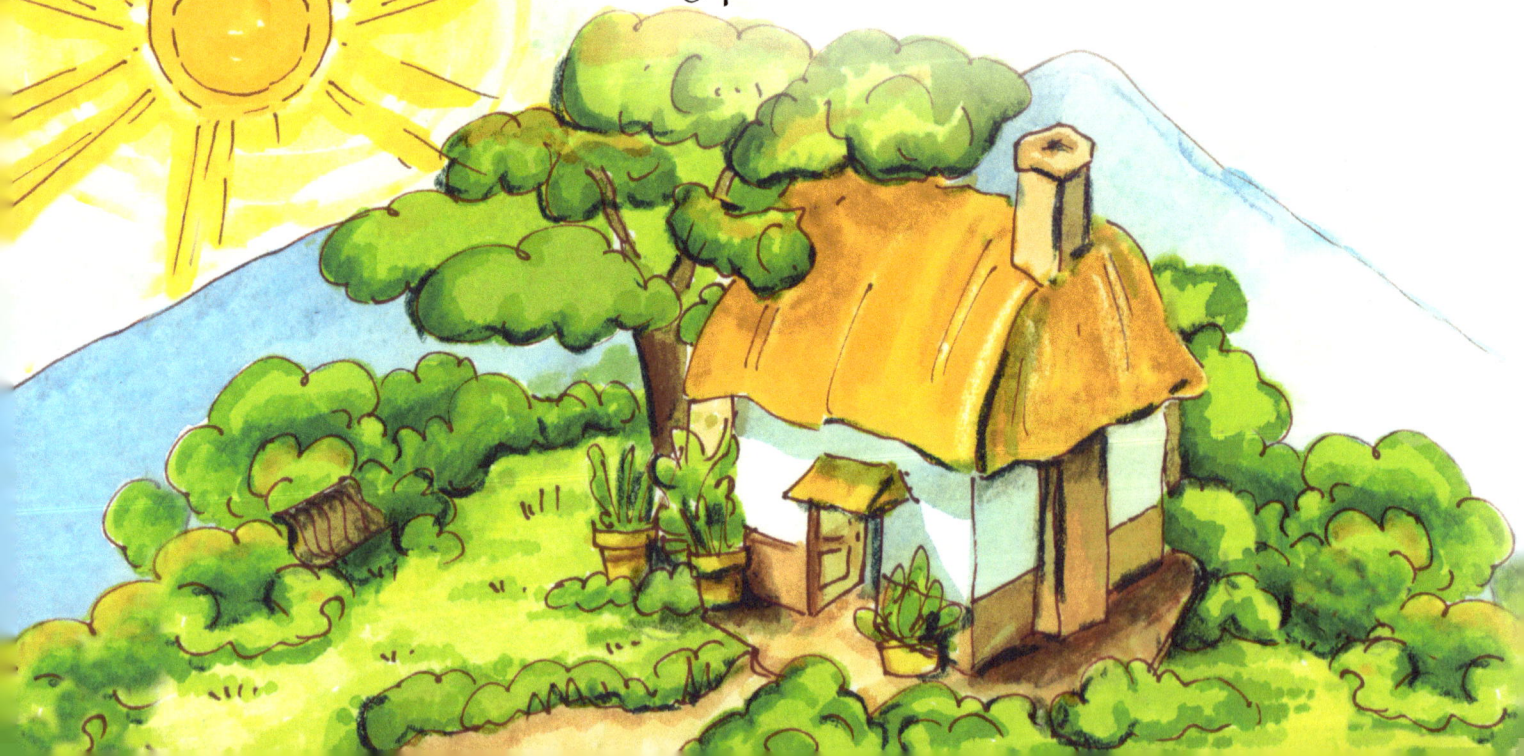

y pasó el otoño... y

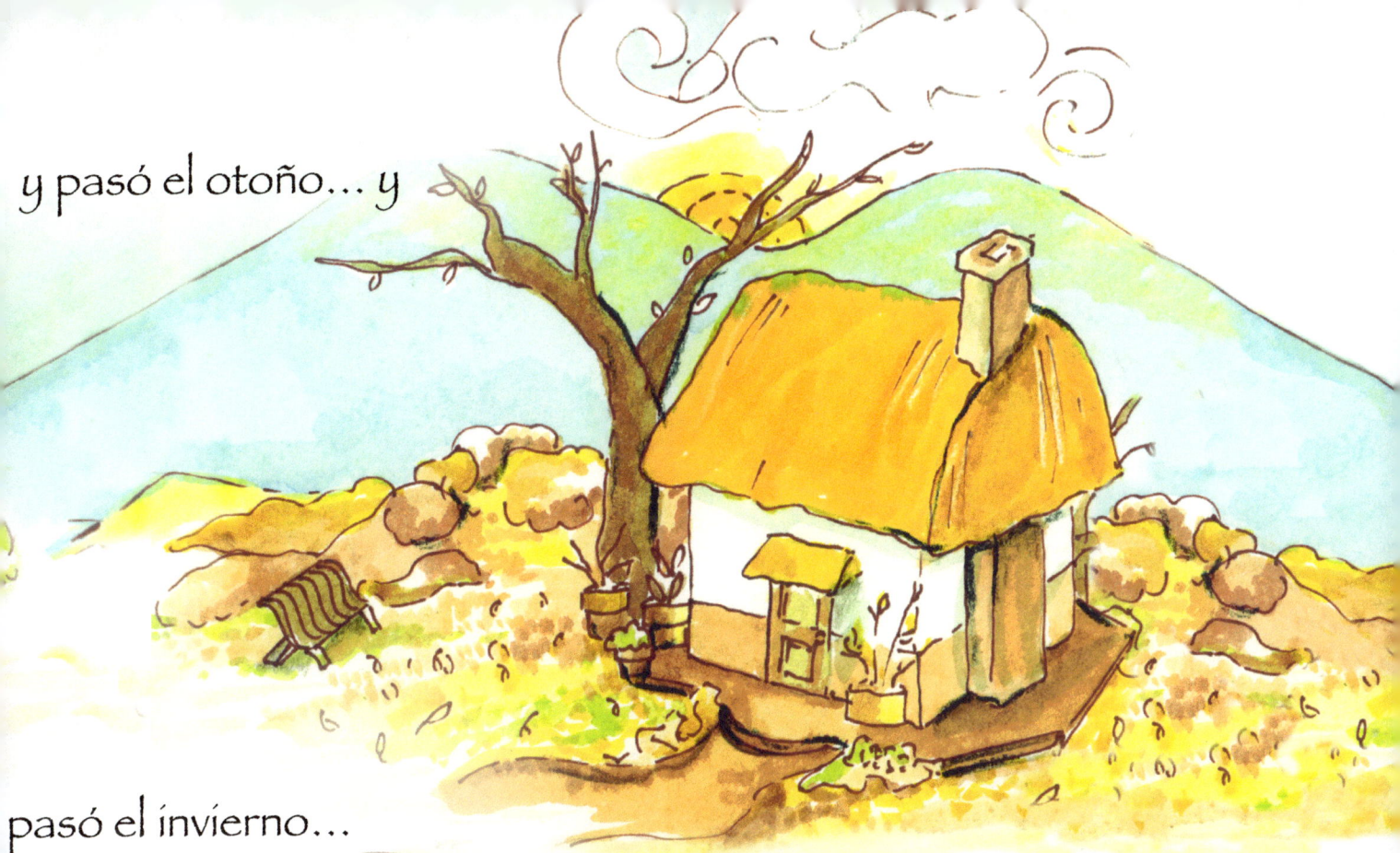

pasó el invierno...

y Comet y Paly
todavía no se
convertían en
mamá y papá.

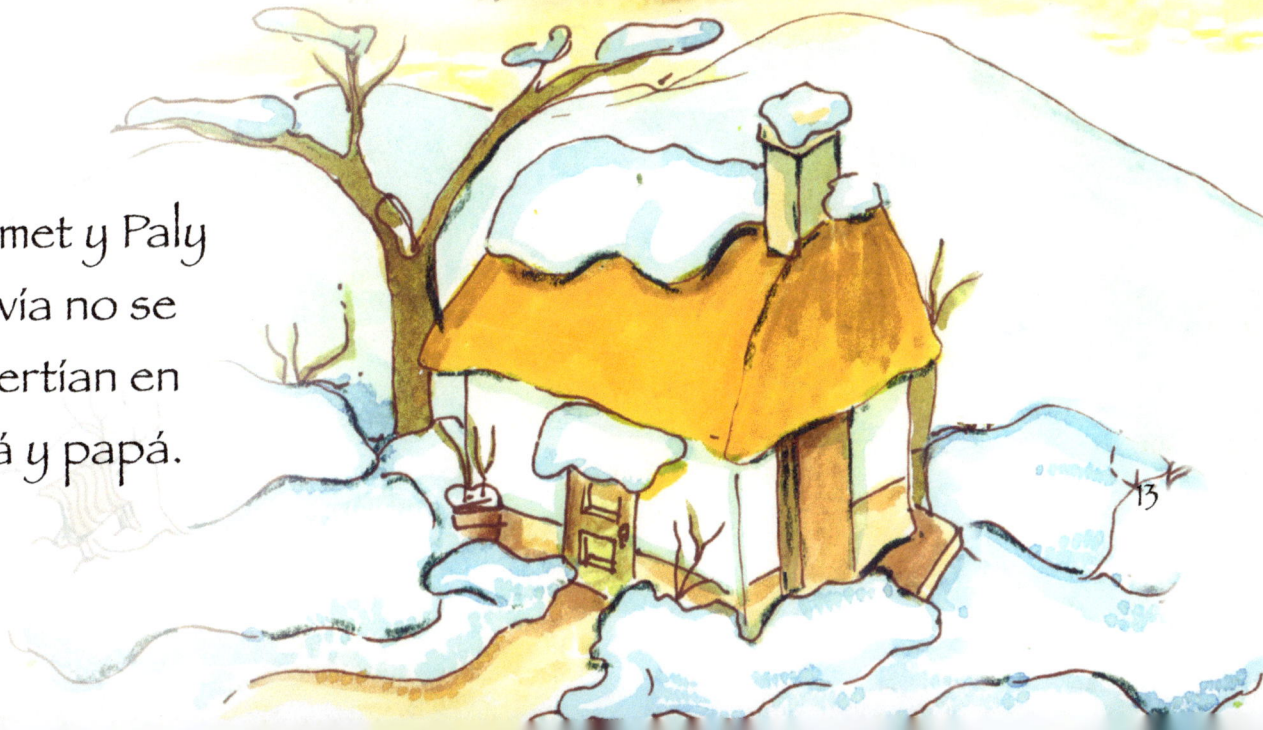

13

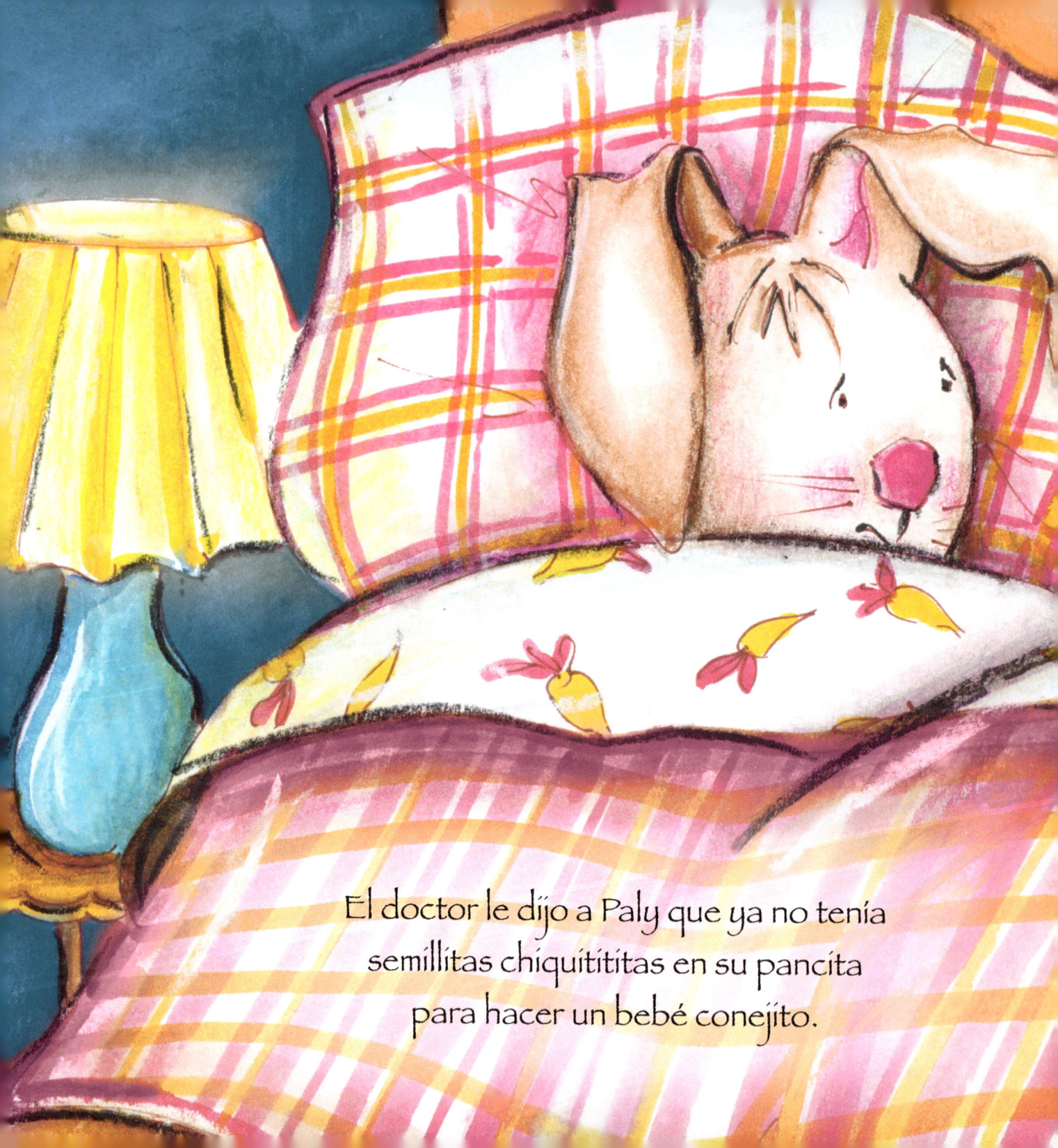

El doctor le dijo a Paly que ya no tenía
semillitas chiquititititas en su pancita
para hacer un bebé conejito.

Ella se sentía muy triste.

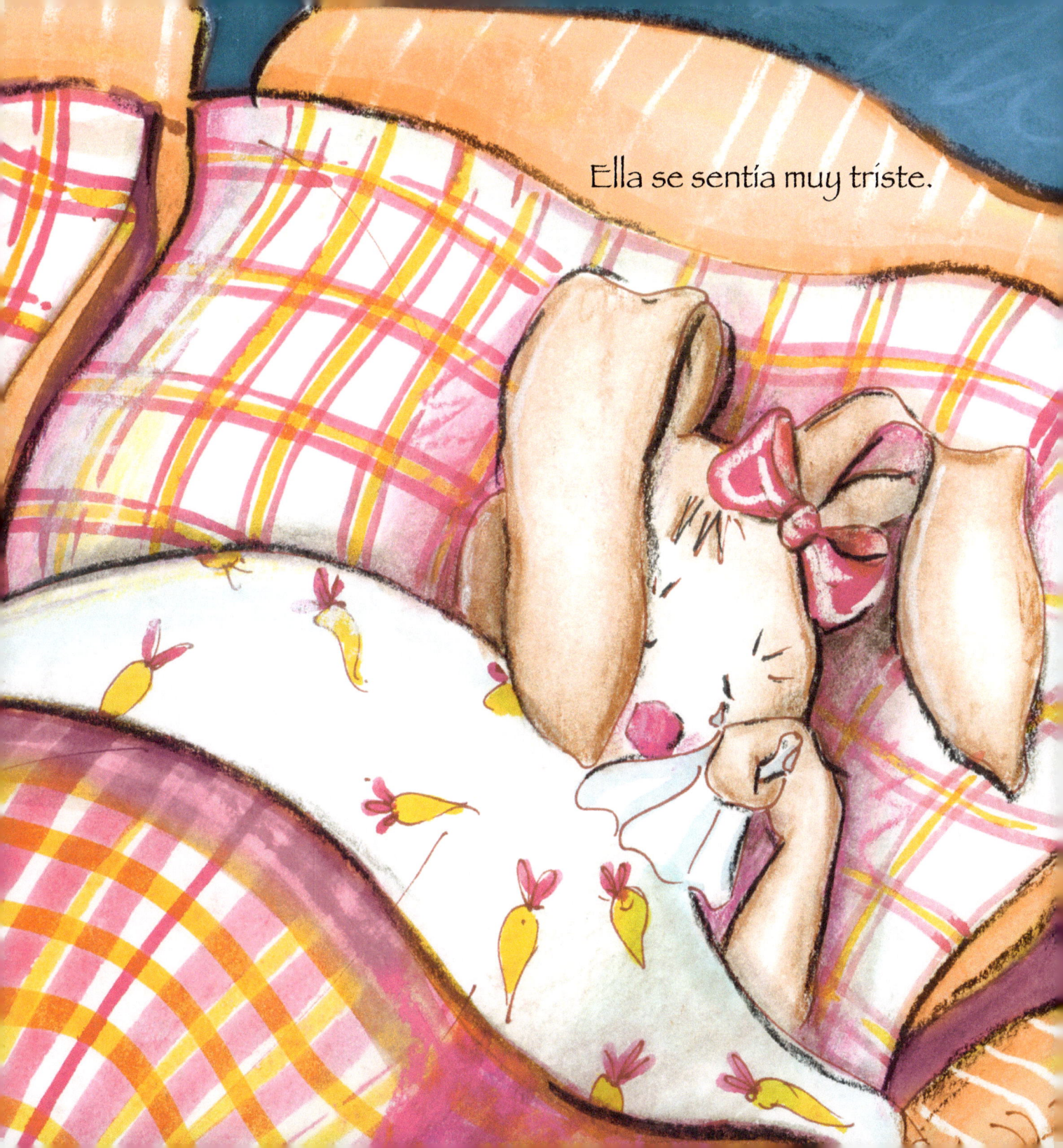

Un día soleado,
muy especial,
una señora conejo
tocó a su puerta.

Nunca antes la
había visto.

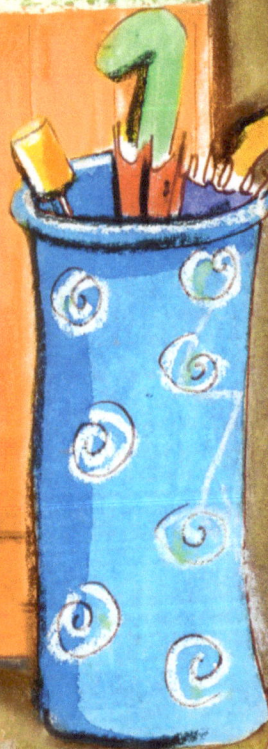

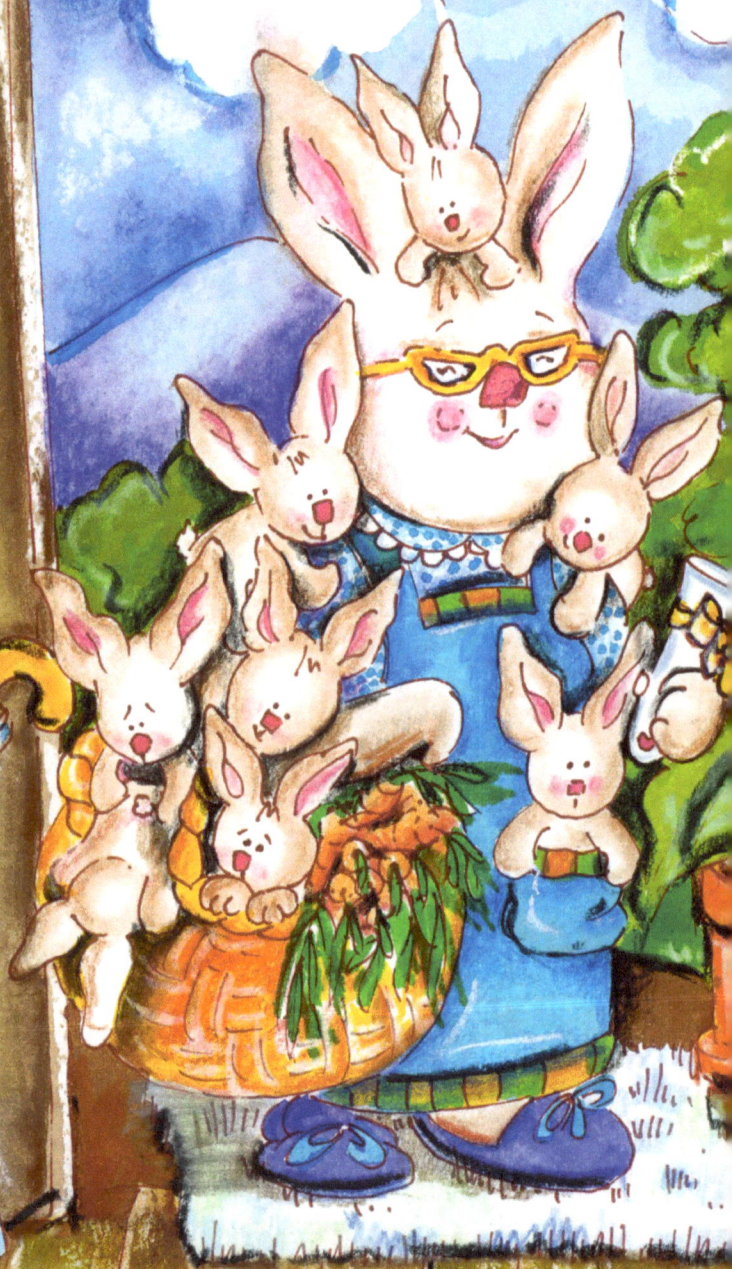

"Hola Paly, éste es un regalito de vida para ti.

Yo tengo muchas semillitas chiquitititas en mi pancita y te quiero regalar una.

Esta es la otra mitad que necesitas para tener tu bebé conejito," le dijo.

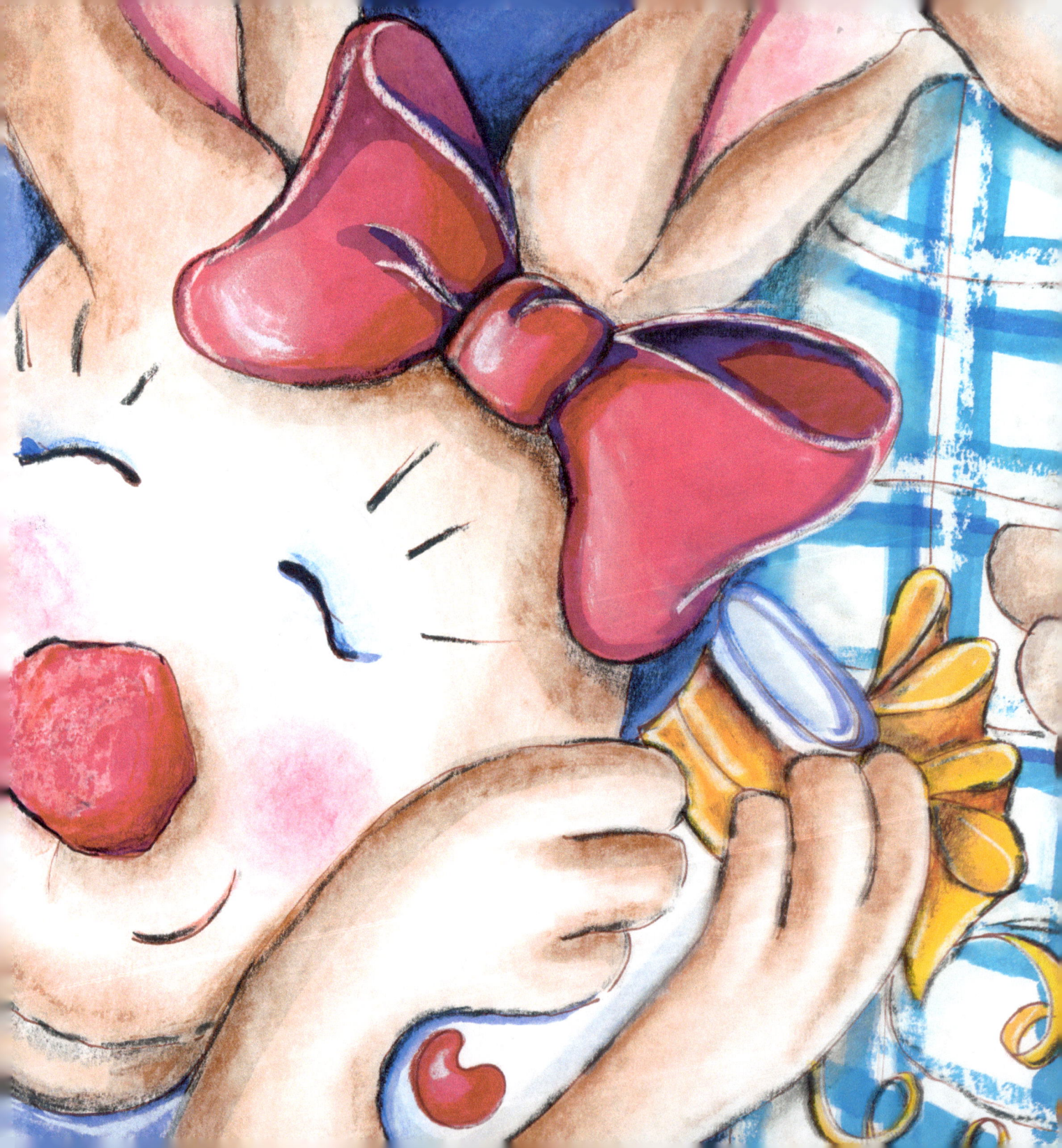

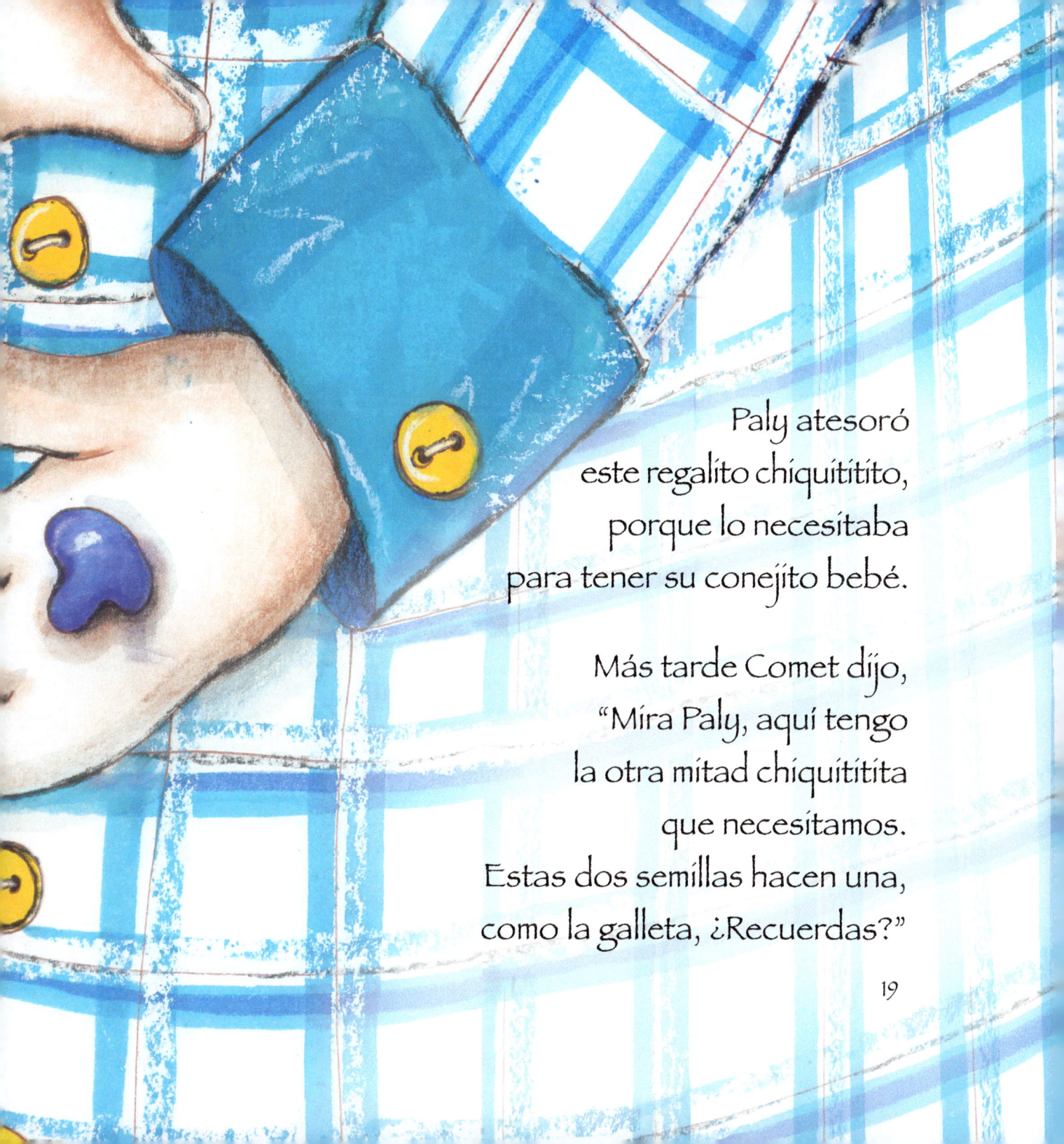

Paly atesoró
este regalito chiquititito,
porque lo necesitaba
para tener su conejito bebé.

Más tarde Comet dijo,
"Mira Paly, aquí tengo
la otra mitad chiquititita
que necesitamos.
Estas dos semillas hacen una,
como la galleta, ¿Recuerdas?"

19

"Ahora pongamos
mi semillita chiquititita
con tu regalito chiquititito
juntos en tu pancita
para que nuestro
bebé conejito
pueda crecer,"
dijo Comet.

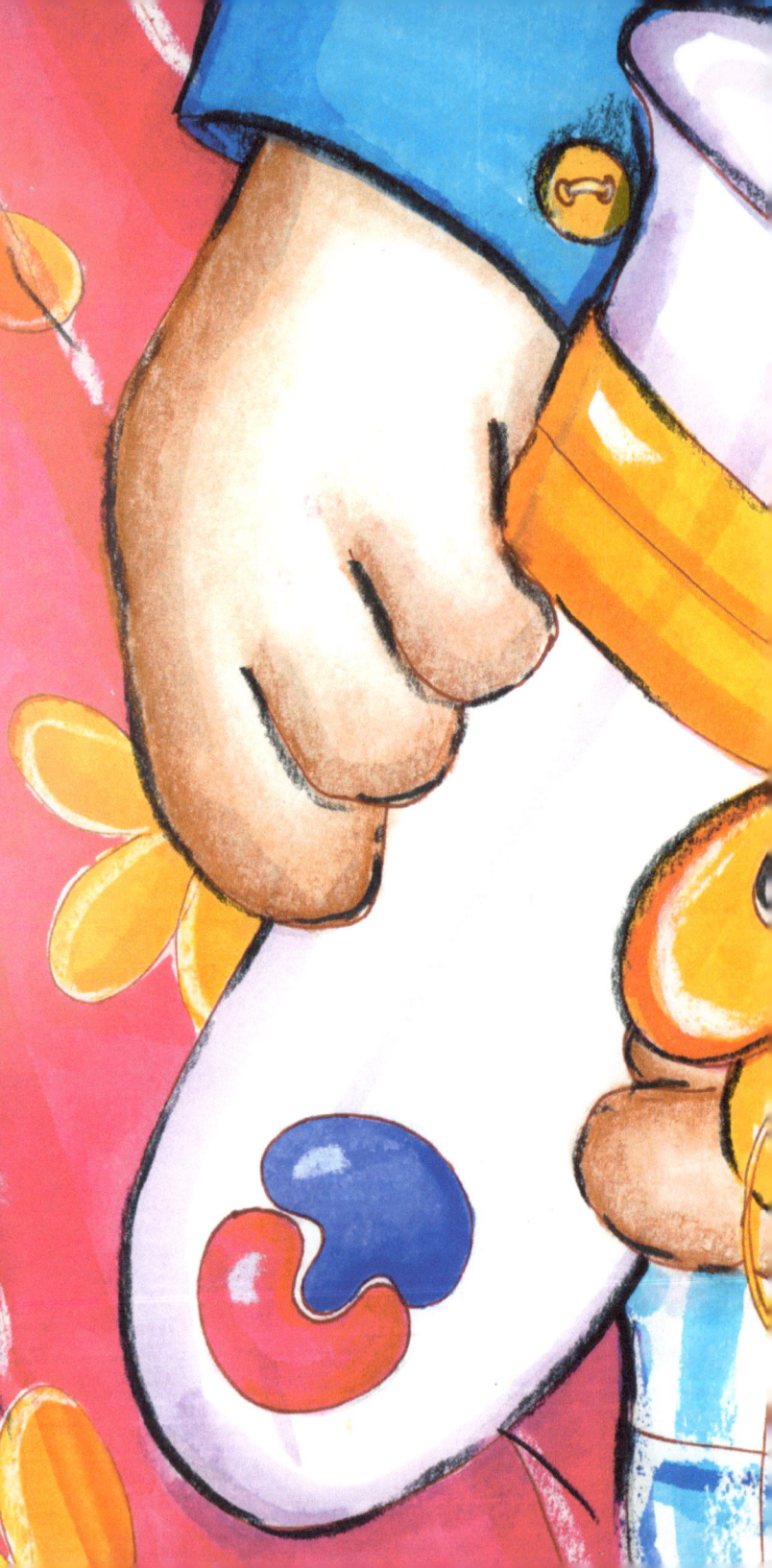

20

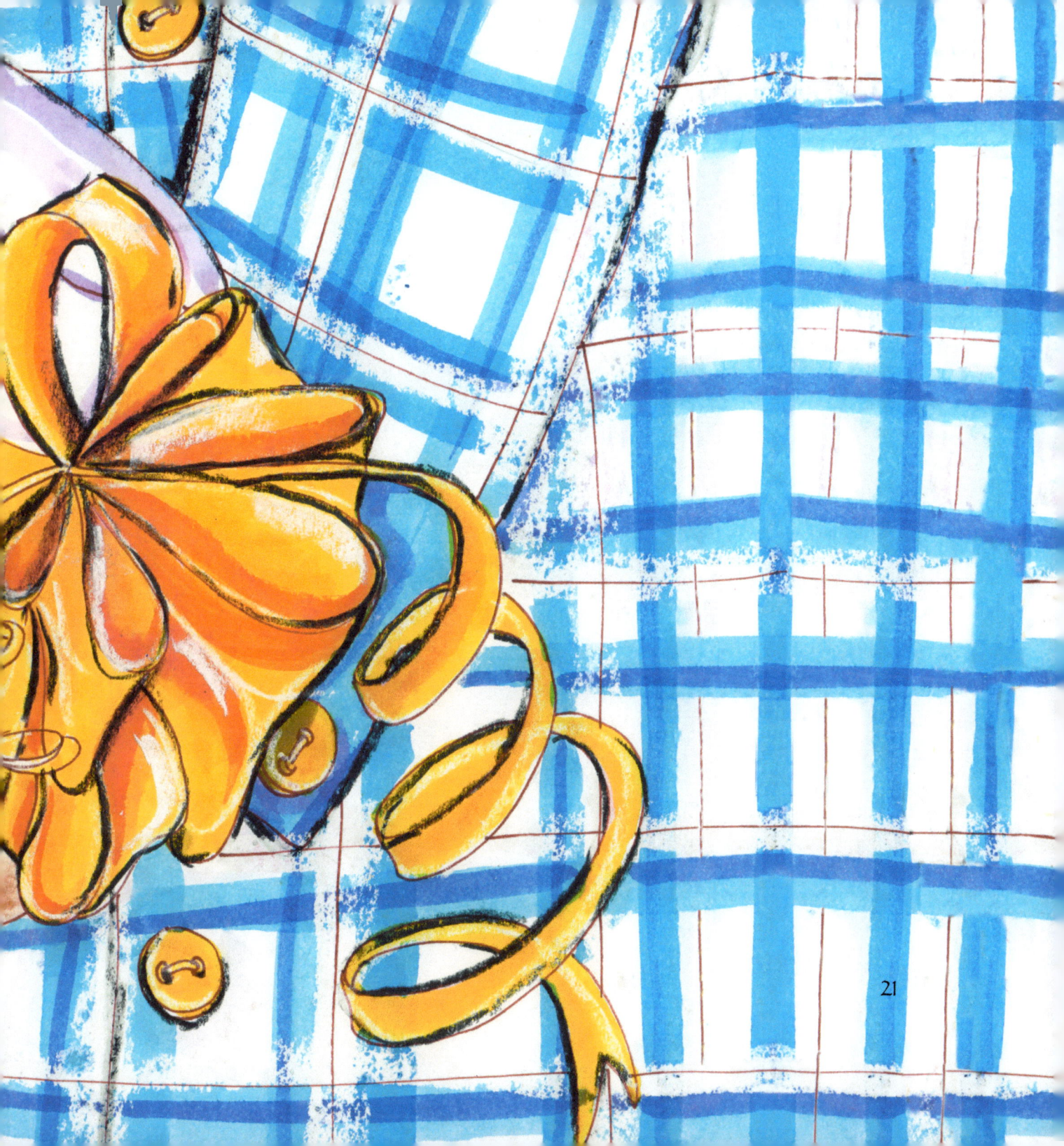

Poco después
la pancita
de Paly empezó
a crecer
y crecer
y crecer.

Comet la cuidaba
constantemente.

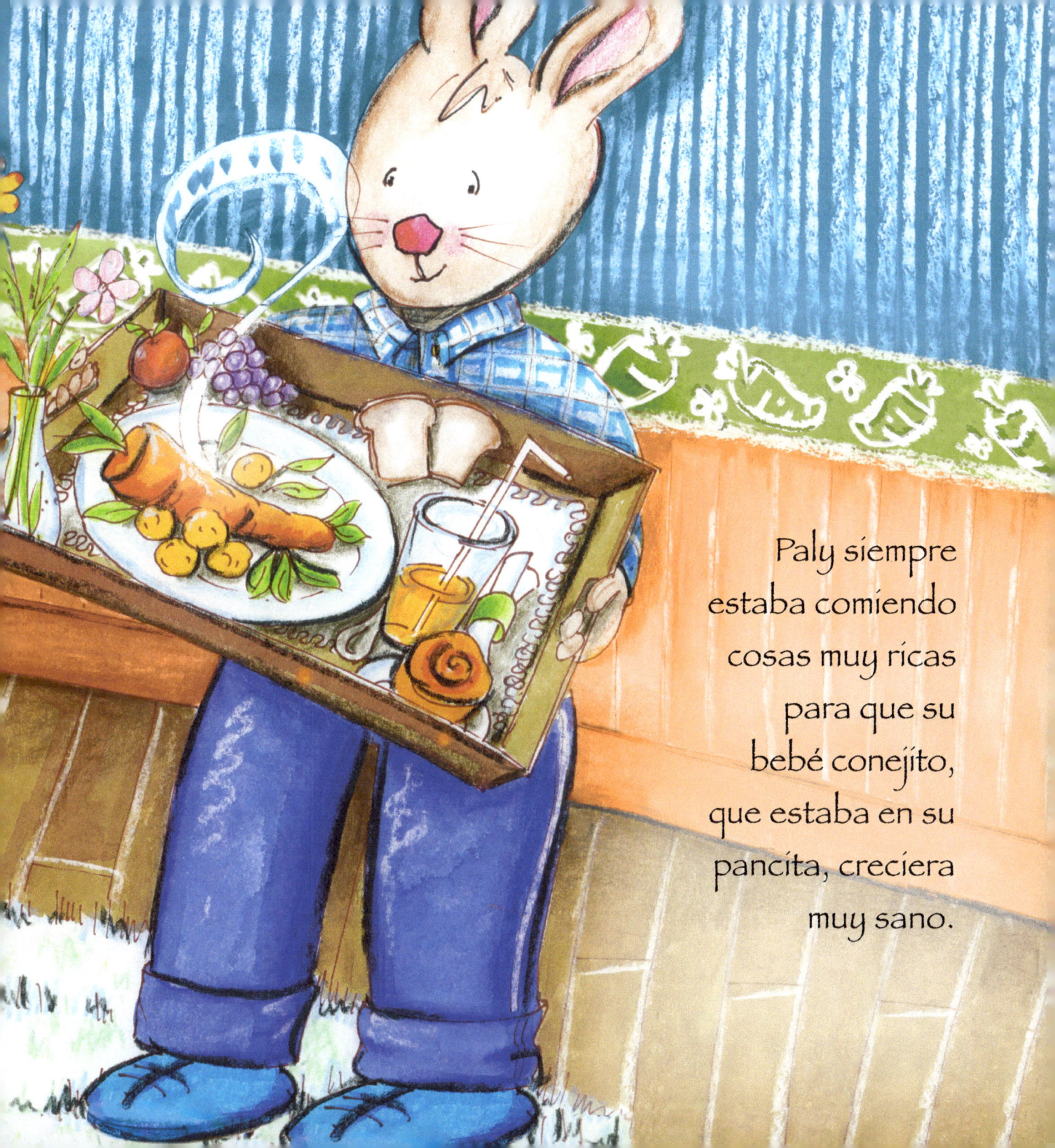

Paly siempre
estaba comiendo
cosas muy ricas
para que su
bebé conejito,
que estaba en su
pancita, creciera
muy sano.

Empezaron a preparar la habitación para el bebé conejito.
Era el cuarto más hermoso y lleno de amor
que jamás hayas visto.

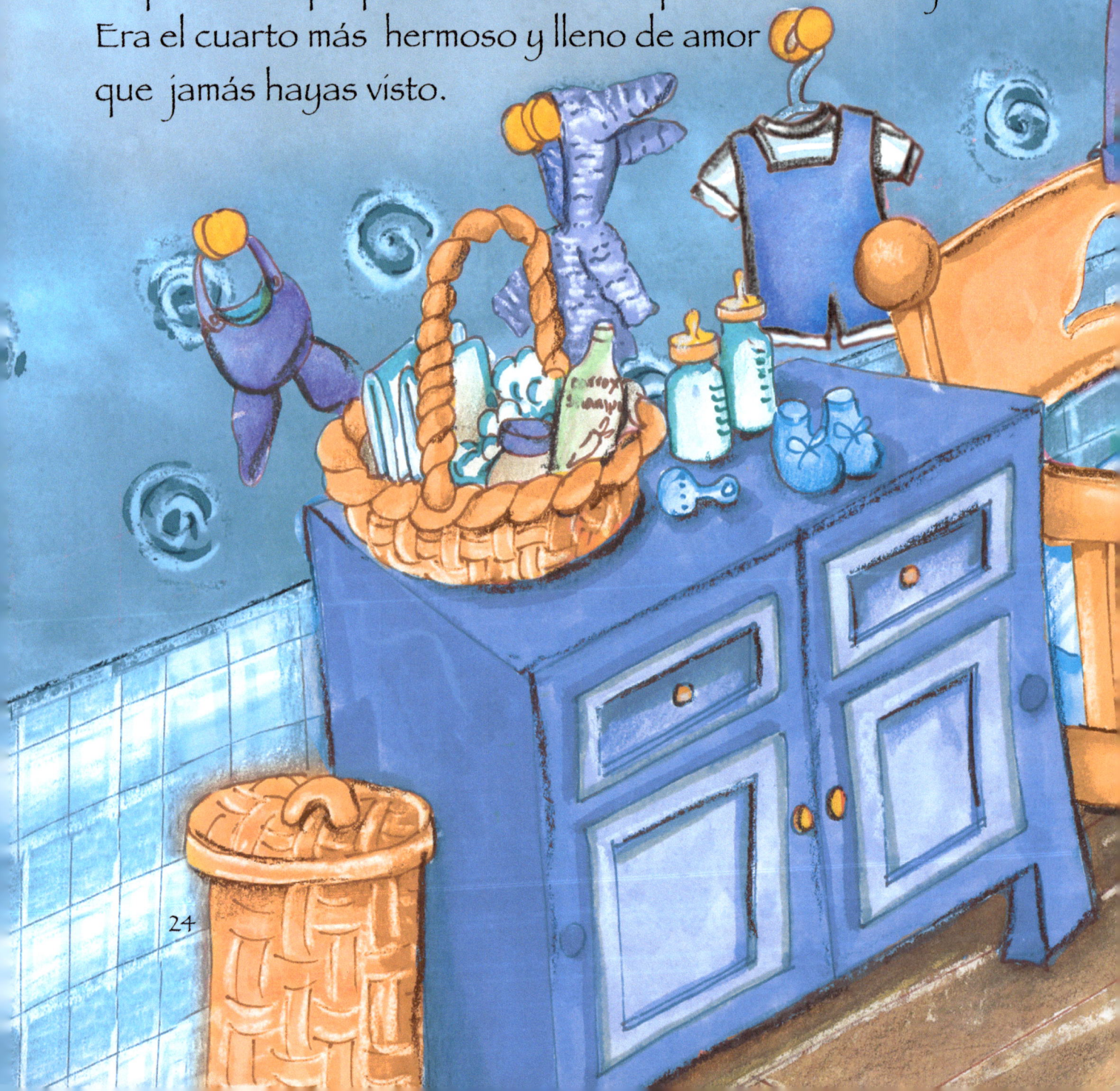

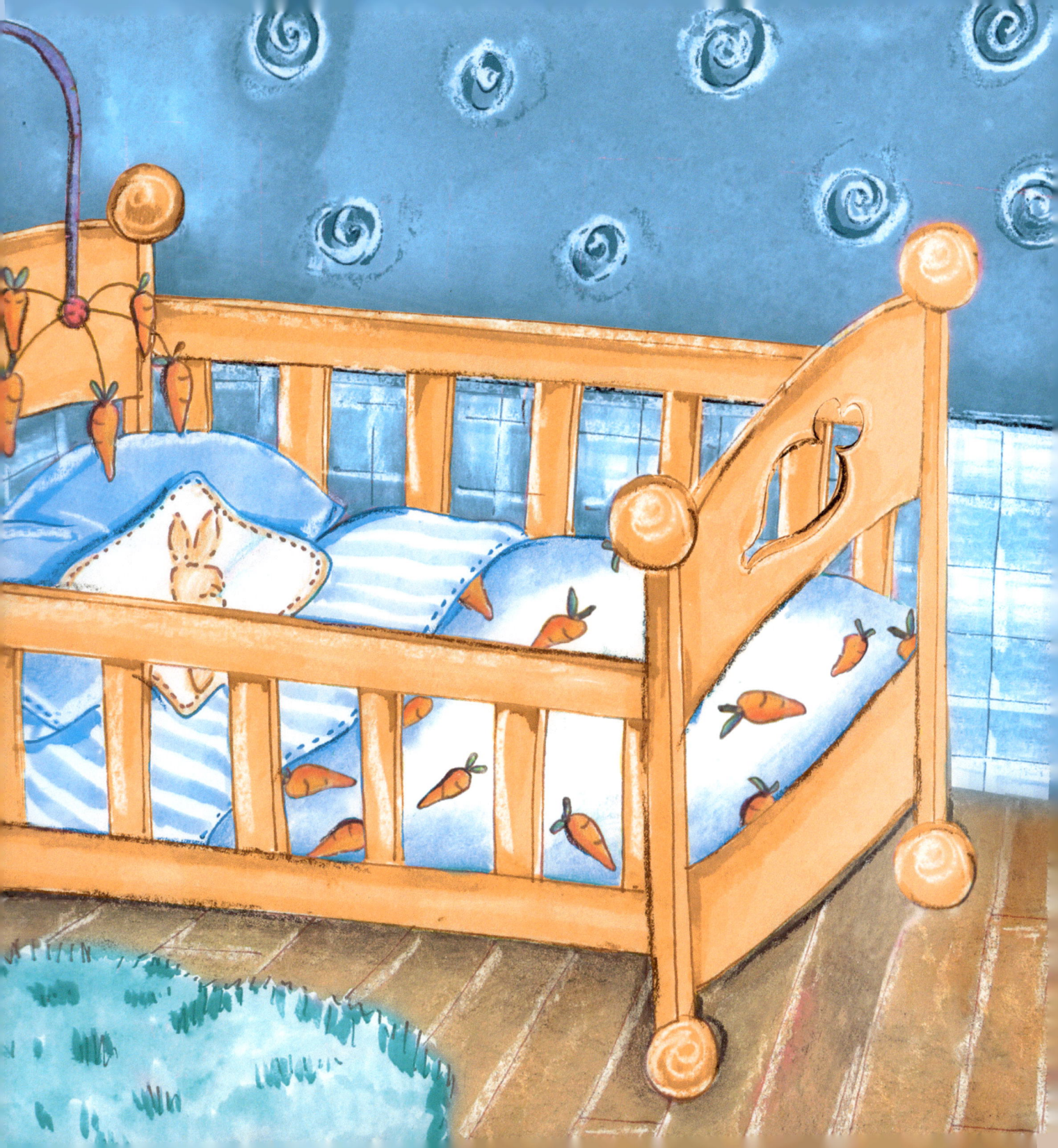

Por fin Paly y Comet
se convirtieron en
mamá y papá.

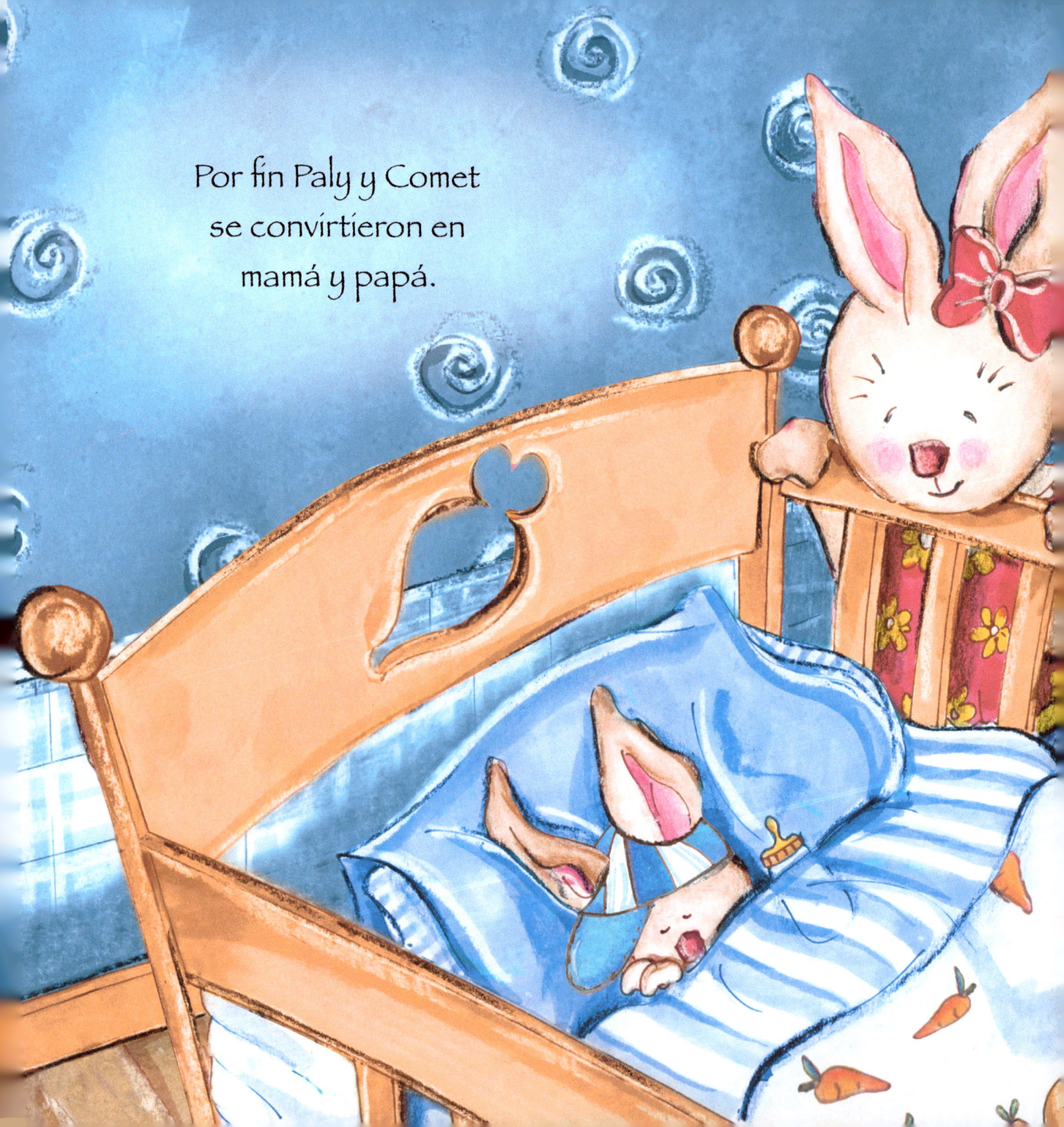

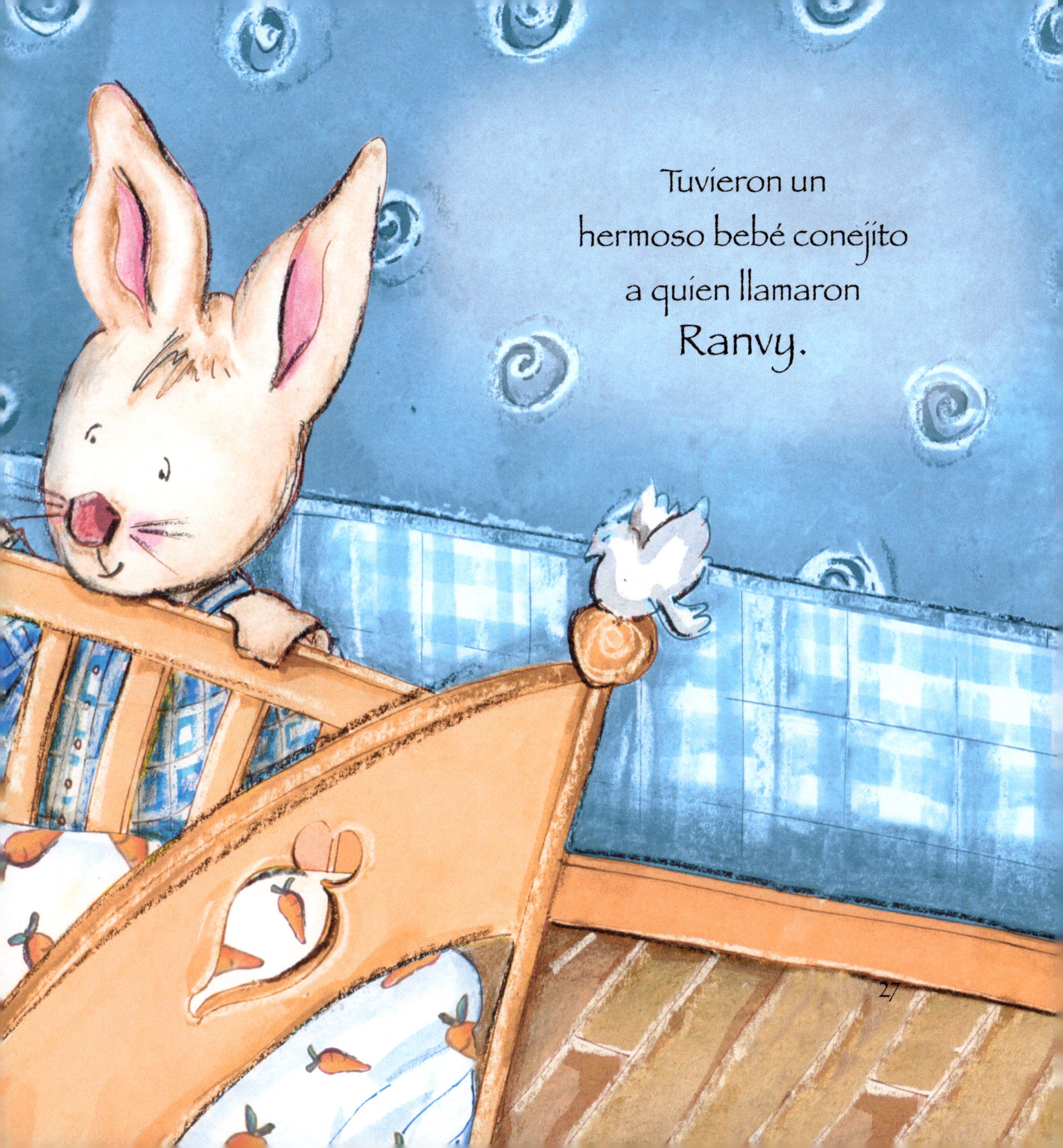

Tuvieron un
hermoso bebé conejito
a quien llamaron
Ranvy.

Ranvy creció…
y creció…
y creció…

y los tres vivieron
muy felices para siempre
como una hermosa familia.

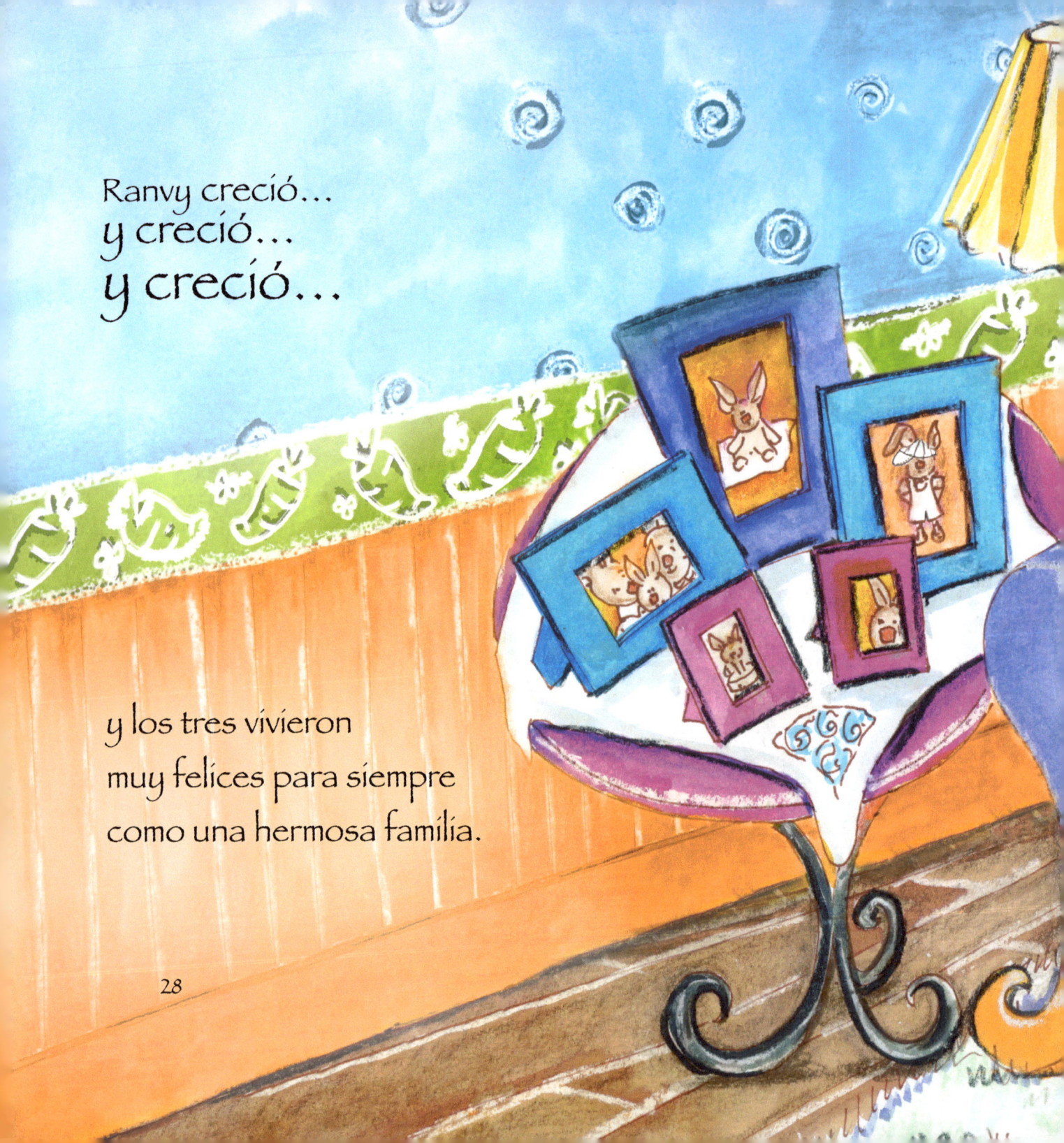

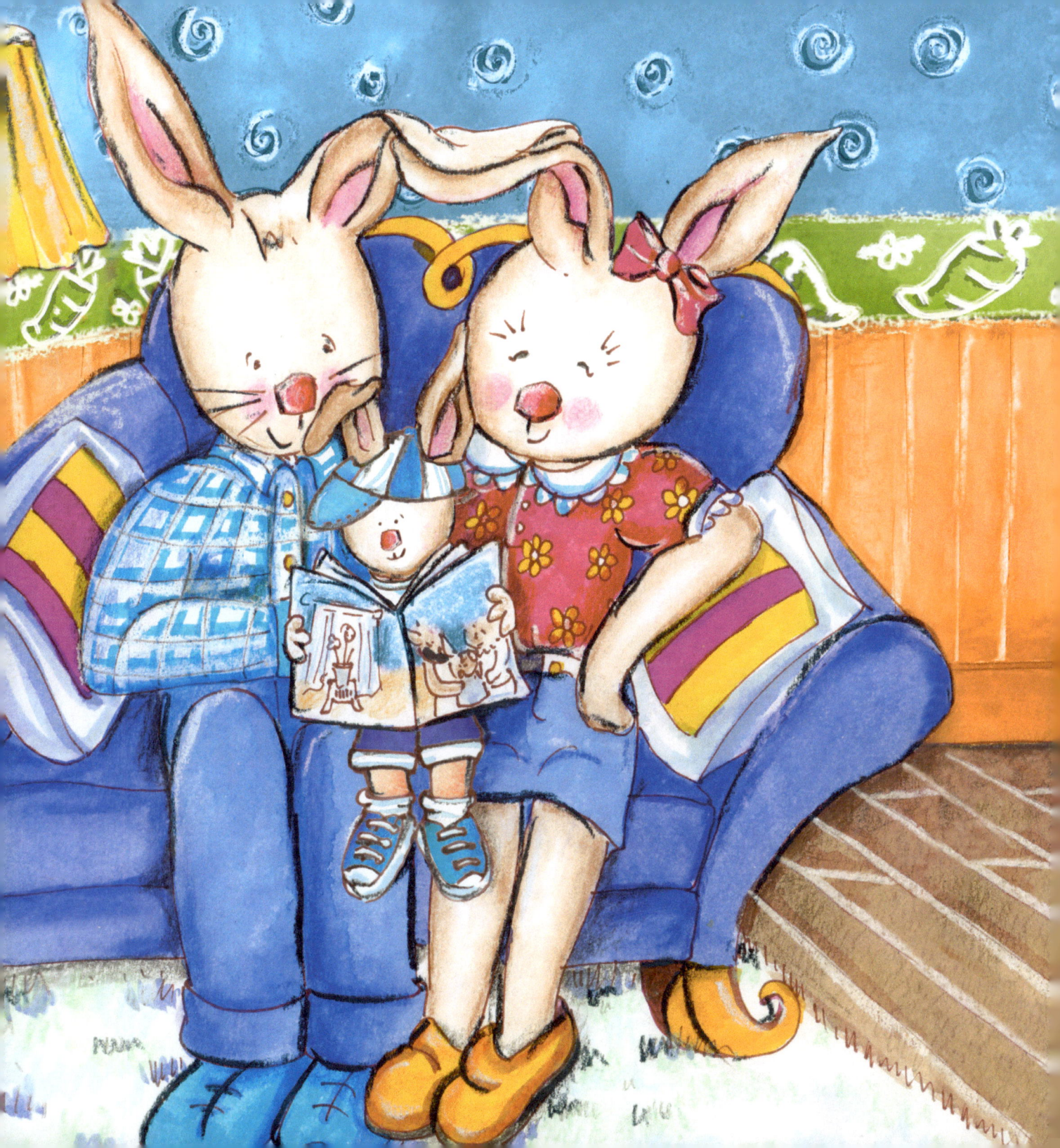

Carmen Martínez Jover

Pintora y escritora. Es autora del libro "Quiero un hijo, cueste lo que cueste", una biografía sobre 20 años de infertilidad resultando en la adopción de su adorada hija.

30

Rosemary Martínez Jover

Reconocida diseñadora y artista, quien junto con su hermana Carmen, compartió el sueño de hacer este proyecto posible.

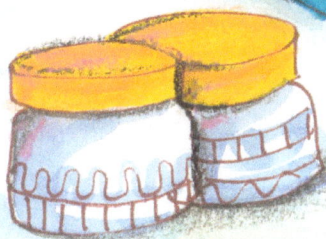

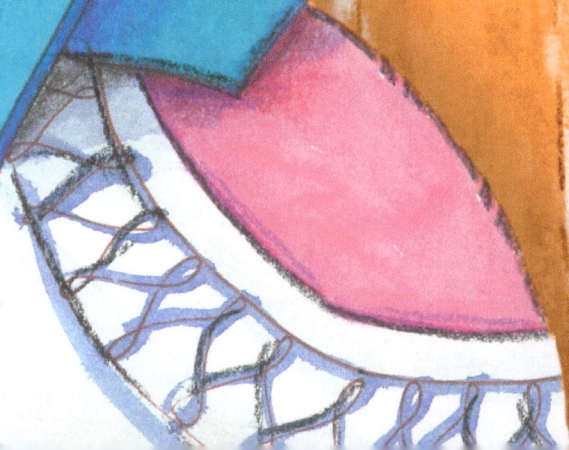